AF372590

SOCIÉTÉ

DE

MÉDECINE LÉGALE

DE FRANCE

Fondée le 10 Février 1868

RECONNUE COMME ÉTABLISSEMENT D'UTILITÉ PUBLIQUE, PAR DÉCRET
DU PRÉSIDENT DE LA RÉPUBLIQUE EN DATE DU 22 JANVIER 1874

INSTRUCTION

Pour servir à déterminer les éléments constituants du sang
dans les taches dans les expertises médico-légales

Avec une planche chromolithographiée

PARIS

LIBRAIRIE J.-B. BAILLIÈRE ET FILS

Rue Hautefeuille, 19, près du boulevard Saint-Germain

1874

COMMISSION PERMANENTE

Une Commission permanente, composée du Président, du Secrétaire général et de neuf membres titulaires, est chargée de recevoir, dans l'intervalle des séances, toutes les demandes d'avis motivés qui peuvent être adressées à la Société de médecine légale, et d'y répondre immédiatement, s'il y a lieu.

La Commission permanente se réunit selon les besoins et délibère d'urgence, dans l'intervalle des séances.

Les décisions de la Commission permanente sont prises à la majorité des membres présents; elles doivent réunir au moins quatre voix.

La Commission permanente peut, selon la nature des questions à résoudre, s'adjoindre un ou plusieurs membres de la Société.

Composition de la Commission permanente pour l'année 1874.

MM. GUÉRARD, membre de l'Académie de médecine, *Président*.
GALLARD, médecin de l'hôpital de la Pitié, *Secrétaire général*.
BÉHIER, professeur de clinique médicale.
CHAUDÉ, avocat à la Cour d'appel.
CORNIL, agrégé à la Faculté de médecine.
FALRET, médecin de l'hospice de Bicêtre.
HÉMAR, avocat général.
HEMEY, docteur en médecine.
HORTELOUP, chirurgien de l'hôpital du Midi.
ROUCHER, pharmacien en chef de l'hôpital militaire du Gaillon.
TARNIER, chirurgien en chef de la Maternité.

La Société de médecine légale tient ses séances le second lundi de chaque mois, *à trois heures et demie*, à l'École de médecine (salle des Thèses). Ses séances sont publiques.

Toutes les correspondances, manuscrites ou imprimées, doivent être adressées *franco* à M. le docteur T. GALLARD, *Secrétaire général*, rue Monsigny, nº 7, à Paris.

INSTRUCTION

POUR SERVIR A DÉTERMINER LES ÉLÉMENTS CONSTITUANTS DU SANG

DANS LES TACHES,

RÉDIGÉE PAR UNE COMMISSION COMPOSÉE DE

MM. MIALHE, MAYET, LEFORT et CORNIL, *Rapporteur* (1).

Avec une planche chromolithographiée.

Dans les recherches médico-légales relatives aux taches de sang, les caractères physiques constatés à l'œil nu, la couleur, les écailles du sang desséché, etc., sont le plus souvent insuffisants. Aujourd'hui que nous possédons dans l'analyse histologique et histochimique, et dans la spectroscopie, le moyen d'affirmer dans tous les cas la présence ou l'absence du sang, on serait inexcusable de ne pas recourir à ces procédés scientifiques. Mais pour mener à bonne fin ces analyses, il faut être muni des instruments délicats qu'elles nécessitent et exercé à leur maniement. Aussi le rôle du médecin appelé le premier à constater la présence du sang se bornera-t-il le plus souvent à recueillir et à conserver intactes les parties tachées pour les transmettre à un expert mieux outillé et plus compétent. Dans ce cas même, son intervention, pour être utile, doit être éclairée : car des manipulations qui pourraient sembler innocentes à un expert peu habitué aux opérations de l'analyse physico-chimique, le lavage à l'eau par exemple, auraient pour effet de rendre impossible la recherche ultérieure des globules sanguins.

(1) Séance du 9 juin 1873.

§ I. Analyse histologique.

Le sang présente à considérer, comme éléments principaux qu'on détermine au microscope, les globules rouges, les globules blancs, et la fibrine.

Les *globules rouges* sont absolument caractéristiques; ils appartiennent exclusivement au sang; leur forme, leur diamètre, lorsqu'on les examine intacts dans le sang frais, font dire immédiatement s'il s'agit du sang de l'homme ou de telle autre espèce animale. Leur matière colorante, l'*hémoglobine*, est également caractéristique du sang, et donne par l'analyse spectrale des raies qui lui appartiennent en propre et qui varient suivant qu'elle est oxygénée ou réduite. Enfin, un dérivé de l'hémoglobine, l'*hématine*, possède aussi une couleur spéciale qu'on peut déterminer au spectroscope, et elle donne, avec l'acide chlorhydrique, des cristaux de chlorhydrate d'hématine, cristaux colorés faciles à obtenir avec la plus minime quantité de matière colorante du sang, et qui suffisent à eux seuls pour affirmer leur origine hématique.

a. *Recherche des globules rouges.* — L'intérêt majeur de l'expert est donc de trouver et de pouvoir observer les *globules rouges* dans un état de conservation aussi complet que possible pour déterminer d'abord leur forme et leur diamètre, et s'assurer ainsi qu'il s'agit de sang humain. C'est pour cela qu'il est nécessaire de bien connaître le mode d'action des divers réactifs sur les globules.

Les globules rouges sont rendus sphériques par l'eau, qui dissout ensuite très-rapidement leur matière colorante en les rendant invisibles; il faudra par conséquent bien se garder de laver les taches sanguines avec l'eau, et surtout avec l'eau chaude, avant d'avoir essayé de voir les globules au microscope.

Une série de substances, les acides acétique, gallique, chlorhydrique, sulfurique, les alcalis, la potasse, la soude même en solutions faibles, l'éther, le chloroforme, les acides biliaires, etc., presque tous les réactifs, en un mot, altèrent les globules au point de les rendre méconnaissables et de les faire disparaître. On doit donc éviter de les mettre en contact avec les taches à analyser. Au contraire, l'alcool, l'acide chromique, l'acide picrique, le bichromate de potasse en solution dans l'eau, conservent les globules tout en altérant leur forme.

La chaleur agit différemment sur les globules suivant le degré auquel on les soumet : la congélation et la chaleur entre 50 et 60 degrés les détruisent. L'électricité agit de même.

Les globules sont, comme on le voit, des éléments d'une délicatesse extrême.

Si, dans une expertise médico-légale, on arrivait assez à temps pour constater du sang encore liquide, on en mettrait une goutte entre deux lames de verre pour l'examiner le plus tôt possible.

Si l'examen ne pouvait être fait que quelques heures ou un jour plus tard, il faudrait sceller la plaque de verre mince avec de la cire à cacheter dissoute dans l'alcool, ou avec du bitume de Judée, pour empêcher l'évaporation du sang placé entre les deux plaques.

Lorsqu'on est assez heureux pour avoir à sa disposition du sang liquide, on constatera les caractères des globules rouges et leur diamètre.

Les globules humains sont des disques légèrement déprimés à leur centre et biconcaves. Isolés les uns des autres et vus suivant leur face, ils présentent à leur centre un point obscur qui devient clair lorsqu'on abaisse l'objectif. Réunis, ils s'empilent comme des pièces de monnaie, et vus ainsi de profil, ils permettent de bien observer la double dépression de leurs faces. Leur couleur est rouge à un faible grossissement, d'un jaune verdâtre à un grossissement fort.

Pour mesurer le diamètre des globules rouges, on emploie un micromètre oculaire dont on connaît d'avance la valeur de chaque division.

Les globules rouges de l'homme mesurent $0^{mm},0075$; ceux des mammifères domestiques sont plus petits. Ils mesurent, chez le chien, $0^{mm},0073$; chez le lapin, $0^{mm},0069$; chez le chat, $0^{mm},0065$; chez le cochon, $0^{mm},006$; chez le cheval et le bœuf, $0^{mm},0056$; chez le mouton, $0^{mm},005$; chez la chèvre, $0^{mm},0046$. Chez les oiseaux, les globules sont elliptiques et mesurent $0^{mm},012$ à $0^{mm},014$. Les globules elliptiques de la grenouille ont $0^{mm},021$.

Les taches de sang desséché laissent d'autant plus facilement voir les globules rouges qu'elles sont plus récentes.

Pour reconnaître les caractères des globules sur des taches desséchées, il faut ramollir ces taches dans un liquide conservateur des globules. Les meilleurs de ces liquides sont ceux qui se rapprochent le plus de la composition du sérum, c'est-à-dire contenant une matière albumineuse dissoute, un peu de chlorure de sodium, ou des sels variés et de l'eau. L'urine conserve les globules, mais en modifiant un peu leur forme.

On prépare le sérum iodé de Schultze avec de l'eau de l'amnios à laquelle on ajoute quelques gouttes de teinture d'iode de manière à lui donner la couleur du vin blanc.

On peut faire aussi un sérum artificiel avec 30 grammes de blanc d'œuf, 270 grammes d'eau distillée, et 40 centigrammes de chlorure de sodium.

Les liquides qui renferment de l'albumine ont l'inconvénient de se décomposer rapidement : aussi ne faut-il les préparer qu'au moment de s'en servir.

Un liquide composé de 1/2 de chlorure de sodium pour 100 grammes d'eau distillée, ou de 5 à 6 pour 100 de sulfate de soude, possède aussi la propriété de conserver les globules.

M. Bourgogne fabrique un certain nombre de liquides conservateurs des globules rouges dont il s'est réservé le secret.

La partie tachée de sang, linge de toile ou de coton, étoffe de laine, papier ou bois, sera imbibée dans un des liquides précédents sur un verre de montre.

Les petits fragments fortement colorés, les petites écailles qui se soulèvent sur le bois ou le papier, seront mis de suite dans le liquide conservateur, entre le verre porte-objet et la lame mince à recouvrir. Pour que l'imbibition et la macération du sang dans le liquide puissent se faire pendant plusieurs jours sans que le liquide se vaporise, on mettra le fragment à examiner sur une plaque de verre excavée et recouverte d'un verre mince, de manière à constituer une chambre humide comme en vendent les fabricants de microscopes.

Le liquide gonfle les parties contenues dans les taches d'autant plus rapidement qu'elles sont plus récentes; avec des spécimens qui remontent à plusieurs années, il faudra attendre un ou deux jours.

On observera au microscope le liquide qui entoure les fragments colorés; ce liquide se teint en jaune dans une zone périphérique aux fragments de sang, et c'est là ou à la limite du fragment primitif plus ou moins complétement décoloré que l'on rencontre les globules rouges. On en trouve peu, parce que la plupart d'entre eux ont été fragmentés et détruits par la dessiccation. Lorsque la dessiccation ne remonte pas très-loin, lorsque la tache n'a pas déjà été lavée à l'eau, et à l'eau chaude surtout, on retrouve toujours, en cherchant avec soin et assez longtemps, des globules rouges dans un état de conservation suffisant (1).

(1) Les globules rouges ainsi obtenus sont tantôt colorés en jaune,

b. *Recherche de la fibrine et des globules blancs.* — Les petits fragments de sang imbibés de cette façon sont toujours décolorés après un séjour prolongé dans le liquide.

Leur examen microscopique permet d'y voir de la *fibrine* et des *globules blancs*. La fibrine se reconnaît à ses minces fibrilles, qui se laissent gonfler et prennent un aspect gélatiniforme lorsqu'on les traite par l'acide acétique. Les fibrilles retiennent dans leur réseau les globules blancs, dans lesquels le même réactif décèle la présence des noyaux.

Il va sans dire que la constatation des globules rouges et leur mensuration dans le sang frais suffisent pour affirmer la présence du sang humain. Si les globules rouges ne peuvent plus être reconnus, les fragments, colorés d'abord, puis décolorés en même temps qu'ils s'entourent d'une zone rouge, et la présence de fibrine et de globules blancs dans la partie décolorée, constitueront des renseignements assez précieux pour équivaloir à une presque certitude.

Dans ce cas, l'expertise devra être complétée néanmoins par l'analyse spectroscopique de la coloration de l'hémoglobine et par la recherche de l'hématine.

§ II. Analyse de la coloration et des substances colorantes du sang.

a. *Analyse spectrale.* — L'analyse spectrale est, comme on le sait, basée sur ce fait, que les corps colorés absorbent

comme à leur état normal, et discoïdes, tantôt globuleux et sphériques comme les globules gonflés par l'eau, tantôt crénelés ou réduits à un mince contour double et coloré. Le diamètre de ces globules est variable, car les uns présentent le chiffre normal de 7 millièmes de millimètre ; les autres, rendus sphériques ou desséchés, ou réduits à un simple contour, sont plus petits.

Ces variations de volume et de forme des globules desséchés d'abord, puis imbibés par un liquide, rendent souvent très-difficile et même impossible la question de savoir s'ils appartiennent au sang de l'homme ou à celui de certains mammifères chez lesquels le diamètre des globules se rapproche beaucoup du diamètre des globules humains.

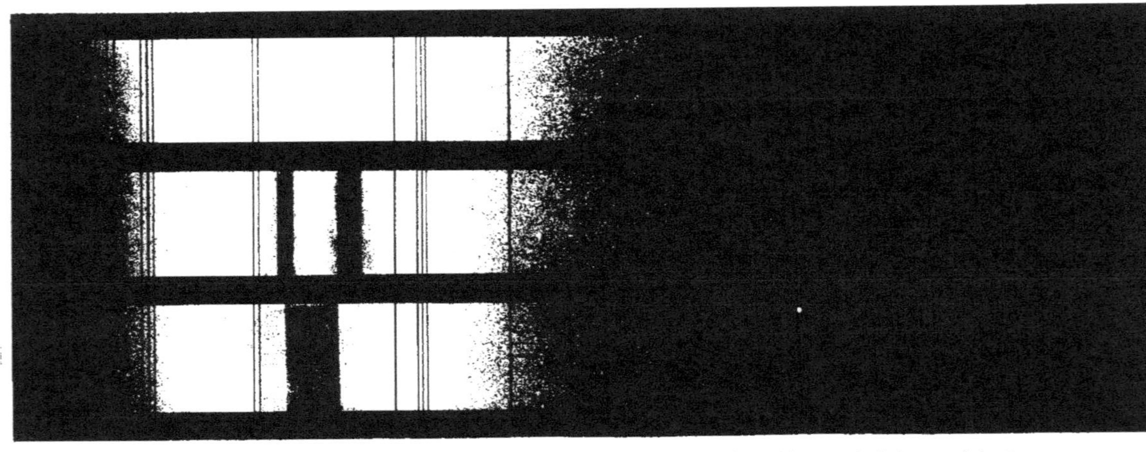

I. Spectre solaire   II. Hémoglobine oxygénée   III. Hémoglobine réduite

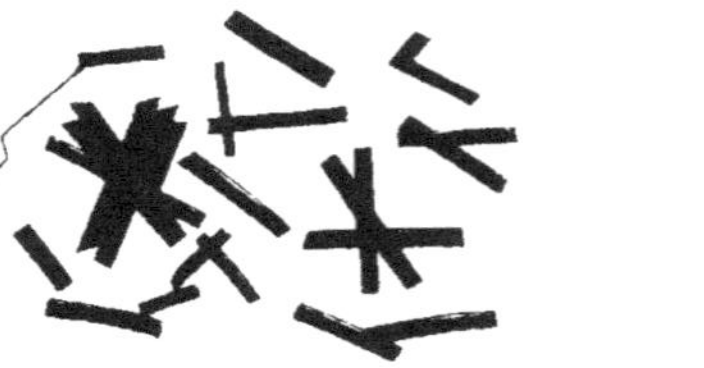

1. Cristaux de sang frais

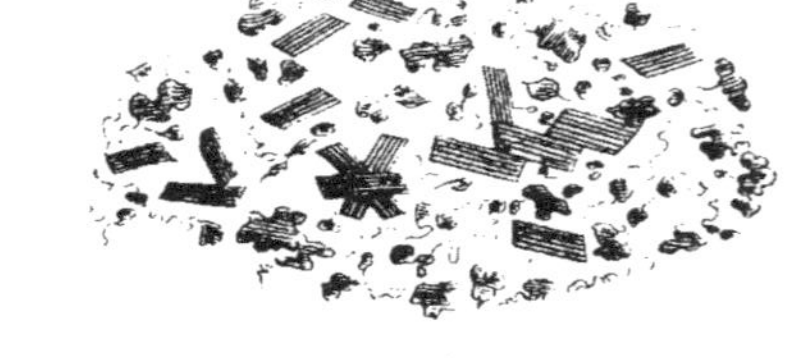

2. Cristaux de vieux sang

certaines irradiations colorées de la lumière blanche et non les autres (fig. I). C'est par conséquent un moyen rigoureux d'analyse de la coloration.

Pour étudier le sang par ce procédé, on met dans le tube à analyse quelques gouttes de sang et de l'eau de façon à donner au liquide la couleur fleur de pêcher. Le tube étant fixé dans la fente du spectroscope, les rayons lumineux du spectre qui passe au travers du liquide présentent (fig. II) deux bandes d'absorption entre les lignes D et E de Fraünhofer, dans le jaune et le vert. Ces bandes d'absorption ne diffèrent pas de celles qu'on peut produire avec une solution de cristaux d'hémoglobine (1).

Si l'on avait des doutes sur la matière colorante qui fournit le spectre, ils seraient levés par la réduction du sang au moyen de substances avides d'oxygène (fer réduit par l'hydrogène, tartrate d'oxyde d'étain, etc.). L'hémoglobine réduite analysée par le spectroscope possède en effet un spectre différent de l'hémoglobine oxygénée et se caractérise par une seule bande d'absorption aussi large que les deux bandes réunies de l'hémoglobine oxygénée et commençant un peu à gauche de la ligne D de Fraünhofer (fig. III).

b. *Recherche des cristaux de chlorhydrate d'hématine.* — L'*hématine* est un produit de dédoublement de l'hémoglobine. Elle prend naissance dans la décomposition du sang, qui revêt alors une couleur brune sale, ou par l'addition à ce liquide des acides et des alcalis caustiques. Elle forme avec l'acide chlorhydrique des cristaux de chlorhydrate d'hématine (primitivement appelés cristaux d'hémine par Teichman). Ces cristaux sont parfaitement caractéristiques.

(1) L'hémoglobine, qu'il est facile d'obtenir par la congélation du sang frais défibriné ou par son mélange avec l'éther, cristallise en rhomboèdres variables suivant les espèces animales. Ces cristaux, de couleur rouge, composés d'une substance albuminoïde, jouissent de la propriété de fixer l'oxygène.

Voici de quelle façon on les obtient : Un petit fragment de sang desséché est placé sur une lame de verre porte-objet, on le dissout dans une goutte d'eau, et on ajoute un tout petit fragment de sel marin. On recouvre d'une lame mince ; on fait passer de l'acide acétique pur entre les deux lames, et on chauffe au-dessus d'une lampe à alcool jusqu'à l'ébullition. On ajoute encore de l'acide acétique, on chauffe de nouveau et l'on répète l'expérience jusqu'à ce qu'on ait obtenu des cristaux (fig. 1 et 2). Ceux-ci, qui sont petits lorsqu'on a eu affaire à une très-faible quantité de sang, sont rhomboïdaux et de couleur brun sale. Ils sont parfaitement caractéristiques, et la réaction en vertu de laquelle ils prennent naissance est d'une fidélité telle qu'on peut par leur existence affirmer celle du sang (1).

La constatation des cristaux de chlorhydrate d'hématine est suffisante pour déceler la présence du sang, et, par ce procédé, la plus minime partie de matière colorante sanguine dissoute dans l'eau sera reconnue par l'expert. Ce procédé dispense de l'analyse spectrale, de même que celle-ci pourrait rendre inutile celui-là, puisqu'il s'agit dans les deux cas de mettre en évidence la matière colorante du sang. Il est bien entendu que ni l'un ni l'autre de ces moyens ne peut faire affirmer qu'il s'agit de sang humain, puisque la matière colorante est la même chez tous les animaux à sang rouge.

Il suffit, pour l'analyse spectrale et pour la formation des cristaux de chlorhydrate d'hématine, de très-petites quantités de sang. Dans le premier cas, les taches seront traitées par l'eau, et si le liquide obtenu n'a pas une couleur suffisante,

(1) Comme ces cristaux sont petits, il faut, pour les voir, faire usage d'un grossissement clair de 300 à 400 diamètres, c'est-à-dire d'un objectif n° 5 de Nachet, ou d'un objectif n° 8 de Hartnach, ou d'un objectif n° 7 de Verick. Les mêmes grossissements sont nécessaires pour la recherche et la mensuration des globules rouges dans les taches.

on évaporera au bain-marie jusqu'à siccité dans un verre de montre. La tache desséchée traversée par les rayons du spectre solaire donnera dans le spectroscope les bandes d'absorption caractéristiques. Dans le second cas, un fragment de sang desséché, à peine visible à l'œil nu, sera infailliblement transformé en cristaux de chlorhydrate d'hématine.

§ III. **Analyse chimique.**

Le procédé chimique que nous allons décrire maintenant n'offre pas autant de certitude que les précédents, parce que certaines matières de l'organisme, telles que le mucus nasal et la salive, se comportent de la même manière que le sang. Malgré cela, on ne doit pas oublier de le mettre en pratique, attendu que si le résultat qu'on en obtient est négatif, on peut en conclure qu'on n'avait pas affaire à du sang.

Le sang, dissous dans de l'eau en quantité inappréciable à la vue, ou répandu sur un objet incomplétement lavé, mis en contact avec de la résine de gaïac et du bioxyde d'hydrogène (eau oxygénée), développe aussitôt une coloration bleue ou bleu verdâtre persistante.

Voici comment on procède à cette recherche :

On prépare de la teinture de gaïac avec de l'alcool marquant 83 degrés et de la résine de gaïac détachée du milieu même d'un morceau volumineux ; d'autre part, on ajoute de l'eau oxygénée (bioxyde d'hydrogène, antozone) avec de l'éther sulfurique pur, et l'on obtient de l'éther ozonisé qui est versé dans un vase à l'émeri et que l'on conserve dans un vase rempli d'eau froide à l'abri des rayons lumineux.

L'eau oxygénée remplit le même but que l'éther ozonisé, mais elle présente l'inconvénient de s'altérer plus rapidement.

Lorsque l'objet sur lequel le sang est fixé est blanc et peut être lavé, on le place dans une petite capsule de verre ou de porcelaine, et on le mouille avec un peu d'eau distillée froide, afin de dissoudre entièrement la tache ; on ajoute dans le liquide décanté quelques gouttes de teinture de gaïac et un peu d'éther ozonisé ; dans le cas de la présence du sang, le mélange acquiert aussitôt une teinte bleue ou bleu verdâtre.

Mais les taches de sang se rencontrent très-souvent sur des vêtements diversement colorés ou sur le feutre, et alors elles ont perdu la teinte brune qui les caractérise ; mais, en présence de l'eau, la matière colorante du sang reprend assez vite sa coloration habituelle.

Quand le sang est répandu sur un tissu de cette nature, que les taches ne sont pas visibles, ou que le drap a été lavé, voici, d'après M. Taylor, comment on opère :

La portion suspecte du tissu est mouillée avec de l'eau distillée. Deux ou trois feuilles de papier buvard blanc préalablement essayées par le gaïac, sont vigoureusement pressées sur la tache mouillée ; si la tache est produite par la matière colorante du sang, une tache rougeâtre ou jaune rougeâtre, ou (si c'est du vieux sang) une tache brune s'imprime sur le papier. Le chimiste peut alors, avant d'ajouter du gaïac, être en état de se former une opinion et d'apprécier si la tache est telle que pourrait la produire du sang. S'il obtient une couleur rouge, il peut traiter par l'ammoniaque un morceau de papier taché pour voir si cet alcali change la couleur en teinte cramoisie ou verte. Sur un autre morceau de papier, on laissera tomber une ou deux gouttes de teinture de gaïac. Qu'il se manifeste tout à coup un changement en couleur bleue, alors une recherche par les procédés physico-chimiques précédents est absolument nécessaire pour déterminer si le principe colorant est dû au sang ou à toute autre cause.

Si la tache sur le papier ne subit pas de changement par l'addition du gaïac seul, on y verse quelques gouttes d'éther ozonisé ; dans le cas de la présence du sang, le morceau de papier taché acquiert une couleur bleue variant d'un bleu ciel pâle à la teinte de l'indigo foncé, en rapport avec la quantité de matière colorante qui s'y trouve, sauf cependant le cas de la présence du mucus nasal et de la salive qui se comportent de la même manière que le sang.

Au contraire, l'absence de toute coloration par l'emploi successif de la teinture de gaïac et de l'éther ozonisé est un indice certain que la tache suspecte n'est pas produite par du sang.

On voit, d'après cela, que l'analyse chimique fournit un complément précieux aux observations microscopiques et spectrales.

Conclusions.

I. — Le premier devoir de l'expert est de conserver intacts les globules rouges du sang, éléments caractéristiques et facilement altérables. C'est pour cela que nous avons énuméré les liquides destructeurs des globules, afin qu'on évite avec soin de les mettre en contact avec les taches sanguines. C'est pour la même raison que nous avons indiqué les liquides conservateurs dont on peut faire usage.

II. — Si l'expert consulté le premier ne possède pas toute la compétence voulue, et si, par exemple, il n'est pas exercé au maniement du microscope, il devra se borner à recueillir soit le sang liquide, si c'est possible, soit les taches desséchées, afin que ces parties puissent être envoyées à un expert spécial.

III. — Le sang, s'il en existait à l'état liquide, serait alors placé entre deux lames de verre bien scellées pour éviter l'évaporation, ou mieux il serait introduit dans un tube analogue à ceux qui contiennent le vaccin et fermé à la lampe.

On pourrait encore mettre le sang liquide ou caillé dans un tube à expérience en y ajoutant un peu d'eau additionnée de chlorure de sodium pour éviter la dessiccation. Les liquides salins employés en pareil cas sont préférables aux liquides albumineux, parce qu'ils ne sont pas sujets à la putréfaction.

IV. — Sur les pièces ainsi recueillies, l'expert détermine d'abord au microscope les globules rouges du sang frais ou des taches, ce qui sera facile en tenant compte des précautions indiquées plus haut, pourvu que les taches ne soient pas trop anciennes. Il mesurera les globules et pourra ainsi affirmer s'il s'agit ou non de sang humain.

V. — Si les taches sont très-anciennes et déjà assez altérées pour que les globules rouges soient méconnaissables, l'expert recherchera la fibrine et les globules blancs.

VI. — Si l'examen microscopique a permis de constater la présence des globules rouges, de la fibrine et des globules blancs, il est inutile de pousser plus loin l'analyse, et l'expertise est aussi complète que possible.

VII. — Mais si les globules rouges étaient méconnaissables en raison de leur fragmentation, alors même qu'on aurait vu de la fibrine et des globules incolores, il serait nécessaire d'analyser les matières colorantes du sang.

VIII. — La spectroscopie et la formation des cristaux de chlorhydrate d'hématine fournissent deux moyens également sûrs d'affirmer la présence de la matière colorante sanguine. La naissance de cristaux de chlorhydrate d'hématine, en particulier, s'effectue d'après le procédé indiqué plus haut avec le plus petit fragment de sang desséché; aussi nous recommandons tout spécialement ce procédé qui dispense de l'analyse spectrale.

IX. — La réaction chimique donnée par Taylor est surtout utile en ce sens que si elle ne s'effectue pas on peut dire qu'il ne s'agit pas d'une tache sanguine.

X. — Afin de pouvoir mener à bonne fin la série de ces recherches nécessaires dans les cas difficiles, l'expert devra tout au début diviser en quatre parts les spécimens dont il dispose, et qu'il réservera, la première, à l'analyse histologique, la seconde à l'analyse spectrale, la troisième à la recherche des cristaux de chlorhydrate d'hématine, et la quatrième au procédé chimique de Taylor.

DÉCRET

Le Président de la République Française,

Sur le rapport du Ministre de l'instruction publique, des cultes et des beaux-arts,

Vu la demande formée par la Société de médecine légale, dont le siége est à Paris, à l'effet d'étre reconnue comme établissement d'utilité publique ;

Vu les statuts de ladite Société ;

Le Conseil d'État entendu ;

Décrète :

Article premier. — La Société de médecine légale est reconnue comme établissement d'utilité publique.

Art. 2. — Ses statuts sont approuvés tels qu'ils sont annexés au présent décret. Aucune modification n'y pourra être faite sans l'autorisation du Gouvernement.

Art. 3. — Le Ministre de l'instruction publique, des cultes et des beaux-arts est chargé de l'exécution du présent décret.

Fait à Versailles, le 22 janvier 1874.

Signé Maréchal DE MAC-MAHON.

Par le Président de la République,

Le Ministre de l'instruction publique, des cultes et des beaux-arts,

Signé De Fourtou.

Aux termes des statuts, les Membres de la Société sont choisis parmi les personnes qui cultivent une branche quelconque des sciences médicales et parmi celles qui s'occupent de droit et de jurisprudence.

Le nombre des Membres titulaires est fixé à 60.

Dans le nombre total, les magistrats et les avocats figurent pour un quart.

Le nombre des correspondants nationaux ne doit pas dépasser cent; sept au plus pour chaque ressort de Cour d'appel.

Le nombre des correspondants étrangers n'est pas limité.

La Société compte en ce moment huit vacances parmi les Membres titulaires et vingt-cinq parmi les Membres nationaux. — Il sera pourvu à ces vacances dans le cours de l'année.